PODOTICA, LA REVISTA DE LA PODOLOGIA DE COSTA RICA

Técnico En Quiropodia Y Pedicura

Pie Diabético

RAMÓN MARTÍNEZ LÓPEZ

ISBN-13:
978-1721615766

ISBN-10:
1721615768

©Ramón Martínez López. Todos los derechos reservados

CONTENIDOS

EL TÉCNICO EN QUIROPODIA y PEDICURA   4

EL PIE DIABÉTICO   39

TÉCNICO EN QUIROPODIA Y PEDICURA

Profesor Ramón Martínez López, podólogo titulado por la Universidad Complutense de Madrid

Dirigido a:

Todo público, manicuristas, pedicuristas, técnicos en podología, esteticistas, auxiliares, enfermeras, fisioterapeutas.

REQUISITOS: TÍTULO DE ESCOLARIDAD, DIPLOMADO O BACHILLERATO.

DESCRIPCIÓN

El técnico en QUIROPODIA y PEDICURA constituye un recurso humano insustituible con formación especializada en el pie, la cual se caracteriza por la constante aplicación práctica de conocimientos científicos transformados en tecnología. Estos recursos humanos requieren de una formación muy bien estructurada con contenidos y conocimientos científicos que garanticen la aplicación técnica del mismo.

El técnico se adentra en el estudio de todas las afecciones que pueden afectar los pies: su prevención y terapéutica.

En un principio los podólogos se llamaban pedicuros o callistas y quiropodistas y de alguna manera, se dedicaban al buen funcionamiento del pie, pero actualmente no cuentan con los conocimientos técnicos y científicos suficientes como para atender con efectividad a los clientes en los casos complejos.

Un **quiropodista** trata los pies de forma cosmética sobre la eliminación de callosidades y alteraciones en las uñas de los pies con el fin de eliminar dolencias provocadas por la presión de los mismos contra los zapatos para evitar el dolor que provocan y futuras lesiones. Limpieza de callos. Estética del pie, la piel y las uñas, así como la prevención de sus dolencias.

PERFIL DEL EGRESADO.

Conocimientos

Evidenciar los distintos aspectos de la podología.
Reconocer los ámbitos podológicos de la quiropodia.
Comprender las alteraciones de la uña y la piel del pie.
Aplicar los métodos de asepsia y antisepsia
Aplicar las mejoras en la salud de la uña y piel del pie.

Conocer el desarrollo histórico de la podología.
Observar los orígenes desde el antiguo Egipto hasta la enfermería en podología.
Conocer la situación podológica-sanitaria en el marco europeo y Mundial.
Conocer la responsabilidad en el trato directo con el paciente, y aceptar los valores éticos y morales

Habilidades y Destrezas.

Reconocer los diferentes métodos de la exploración del pie.
Inspeccionar e identificar las vasculopatías.

Desarrollar y aplicar las técnicas podológicas, manejo del bisturí y gubias en quiropodia, entre otros.
Tratar las afecciones cosméticas.
Prevenir y educar el pie para condiciones saludables.
Enseñar al cliente o paciente y a su entorno familiar la educación y prevención del auto cuidado de los pies.

Realizar el estudio en bipedestación, estudio de marcha.

Educar en el calzado para los diferentes pies: normal, deportivo, diabético, adulto mayor, infantil.

Identificar los trastornos de la piel y uñas del pie.

Identificar los trastornos psicológicos y su repercusión en el pie.

Identificar los trastornos neurológicos y su repercusión en el pie.

Evaluar y clasificar el pie diabético.

Reconocer los distintos calzados deportivos

Utilizar su conocimiento para una adecuada toma de decisiones.

Manipular los materiales y equipos podológicos de uso en distintas áreas de intervención, en forma responsable y con procesos de control de calidad.

Organizar la dirección y control de actividades.

Aptitudes y Actitudes.

Debe ser una persona visionaria, sincera, trabajadora, íntegra, ecuánime e imparcial, que basa sus acciones en la ética moral y profesional.

Disposición a enfrentar el cambio con positivismo y aras de beneficiar su profesión con innovación.

Mentalidad positiva con miras a trabajar en equipo y en la búsqueda de la satisfacción del cliente o paciente (s).

Aplicar con eficiencia los principios, métodos y técnicas Podológicas y otras técnicas de diagnóstico.

Aplicar sus conocimientos técnicos en la búsqueda de calidad de los estudios Podológicos.

Colaborar en el centro donde labore, con la organización y la búsqueda de optimización de recursos (humanos y materiales), utilizando criterios técnicos para lograr lo anteriormente mencionado.

Poder servir como elemento de apoyo para el paciente y que se cumpla como facilitador en la relación del paciente con el resto del personal de salud.

Mentalidad positiva con miras a trabajar en equipo y en la búsqueda de la satisfacción del paciente.

Disposición a enfrentar el cambio con positivismo y en aras de beneficiar su consultorio con innovación.

Debe ser una persona visionaria, sincera, trabajadora, íntegra, ecuánime e imparcial, que basa sus acciones en la ética moral y profesional.

PERFIL DE SALIDA

Trabajo en estéticas
Trabajo en spas
Salones de belleza
Asistente del personal médico u otros profesionales de la salud.

OBJETIVOS DEL TECNICO

OBJETIVO GENERAL.

Formar un técnico actualizado en la rama de **QUIROPODIA**, con actitudes, aptitudes y conocimientos conforme a las necesidades y exigencias del desarrollo de la **QUIROPODIA** para que se incorporen al equipo de salud siendo elementos de valor agregado.

OBJETIVOS ESPECIFICOS.

Proporcionar al estudiante el conocimiento para interpretar y describir el funcionamiento equilibrado del aparato locomotor en estática y dinámica.

Propiciar en los estudiantes los conocimientos básicos de la quiropodía, tanto en su problemática general como en las diferentes áreas que la componen, con el instrumental adecuado para el cuidado de los pies.

Propiciar en los estudiantes los conocimientos de las diferentes técnicas terapéuticas empleadas en la estetica del pie, tanto en su base teórica como práctica desde la **QUIROPODIA**.

Preparar al estudiante como identificar los conceptos relativos a la psicología básica humana de la relación profesional-cliente.

Aplicar las medidas de seguridad podológica posibles para evitar infecciones (esterilización de instrumentos).
Hacer uso adecuado de los elementos teóricos en su práctica diaria.
Dar el uso correcto a los equipos e implementos de trabajo; así como mantenga el orden y la limpieza dentro del área de trabajo.

CONTENIDOS

MODULO 1

Historia de la podología

Definiciones
Podología
El Podólogo
Funciones
Utilización
En Costa Rica

En Europa
En el Mundo

El Podiatra.

Un referente.

La podología en costa rica campo de acción del asistente en **QUIROPODIA**

Ética y atención del cliente
Recepción y Atención

El historial del cliente.
Instrumentos y equipamiento.
Ergonomía

Anatomía y fisiología del pie

Biomecánica y biomorfología
Exploración del pie

Pie

Estructuras óseas, ligamentosas y articulares
Músculos del pie (origen, inserción, función)
Irrigación, drenaje venoso e inervación
Mecanismo de la marcha y arcos pedios

Exploración de Tobillo y Pie

Arcos de movilidad de tobillo y pie.
Valoración vascular.
Valoración neurológica.

Exploración Vascular y Neurológica del Miembro Inferior

Exploración del sistema arterial.
Semiología del Sistema circulatorio del pie.
Exploración del sistema venoso y linfático.
Exploración de la sensibilidad.
Exploración y semiología de los reflejos musculares.
Exploración y semiología de la coordinación.

Trastornos del pie

Congénitos y adquiridos

Pie diabético

Pie Diabético

Diabetes Mellitus: Generalidades. Fisiopatología.
Afectación Vascular.
Afectación Neurológica en el pie Diabético.
Afectación Mecánica en el pie Diabético.
Afectación de tejidos blandos en el pie Diabético.

Cronograma

1 semana
Historia de la podología
Ergonomía
2 semana
Anatomía y fisiología del pie
3 semana
Exploración de Tobillo y Pie
4 semana
Pie diabético

Bibliografía

Atlas de Anatomía Humana. Sobotta. Ed. Panamericana. 2003
Manual del pie diabético, Ramón Martínez López. 2006

MODULO 2

Asepsia y Antisepsia

La higiene en el lugar del trabajo, ergonomía y atención al cliente
Definición de desinfección y esterilización.
Métodos físicos y químicos.

Métodos de esterilización y productos
Instrumental del podólogo
La importancia del material desechable

Alteraciones de la piel

Anatomía y fisiología de la piel y uñas

Conceptos generales sobre dermopatías.
Ampollas
Helomas
Tilomas
Hiperqueratosis
Verrugas
Eczemas
Micosis
Bromhidrosis
Anhidrosis
Dishidrosis,
Hiperhidrosis

Alteraciones de las uñas

Uña normal. Estructura y composición.
Infecciones ungueales.
Alteraciones congénitas y hereditarias.
Afectación ungueal en las dermopatías crónicas.

Modalidades del calzado

Tipos de zapatos.
Escarpología. Estudio del calzado: desgastes.
Calzado fisiológico.
Características del calzado infantil.
Características del calzado masculino y femenino.
Características del calzado deportivo.

Cronograma

1 semana
Asepsia y Antisepsia
2 semana
Anatomía y fisiología de la piel
3 semana
Patología de la piel
4 semana

Patología de la piel
MODULO 3

Alteraciones de la uñas

Uña normal. Estructura y composición.
Infecciones ungueales.
Alteraciones congénitas y hereditarias.
Afectación ungueal en las dermopatías crónicas.

Modalidades del calzado

Tipos de zapatos.
Escarpología. Estudio del calzado: desgastes.
Calzado fisiológico.
Características del calzado infantil.
Características del calzado masculino y femenino.
Características del calzado deportivo.

Cronograma
1 semana Anatomía de la uña

2 semana Patología de la uña

3 semana Modalidades del calzado

4 semana Moldalidades del calzado

Bibliografía
Martínez López. R. El pie en la evolución del ser humano. 2002.

MODULO 4 Masaje y cosmetología del pie

Técnicas de masaje
Terapia floral y aromaterapia para el masaje del pie.
Reflexoterapia.

Cosmetologia del pie

Terapéutica

Obtención y preparación de productos naturales con utilidad sanitaria para el pie. Plantas medicinales.
Cosmetología y productos del pie y uñas. Productos para el cuidado de la piel y uñas.

Cronograma
1 semana
Técnicas de masaje del pie
Aplicaciones de la terapia floral y aromaterapia al masaje
2 semana
Reflexoterapia
3 semana
Aplicaciones en la cosmetología del pie
4 semana
Aplicaciones en la cosmetología del pie

Bibliografía

Mildred Carter. Reflexología. 2005
Ramón Martínez López. Orquideas y Mandalas. 2006

RECURSOS ESPECÍFICOS

Esterilizadores de bolas de cuarzo
Bandejas de esterilización
Líquidos esterilizantes para instrumental
Micromotores
Camillas
Silla con ruedas
Mueble para guardar equipos
Lámpara de lupa

Del estudiante

Bisturís
Alicates
Guantes
Mascarillas
Gasas
Esparadrapos

Tijeras
Antisépticos tópicos
Pomadas
Aceites
Cremas

METODOLOGÍA

Se darán clases teórico-practicas con métodos multimedia, proyector, videovin, y práctica dirigida sobre la atención de clientes y sus posibles tratamientos con el material e instrumental adecuados.

EVALUACION

Presentaciones orales de un tema y escritas de cada módulo

PLAN DE LECCIÓN NO. 1
Nombre del bloque de formación: QUIROPODIA
Objetivo de lección:
Conocer la podología en el mundo

Objetivos específicos	Contenidos	Actividades de aprendizaje	Recursos Instruccionales	Evaluación

Conocer la historia de la podología y **QUIROPODIA** Realizar la historia informativa del cliente Reconocer el espacio saludable de trabajo Conocer el instrumental de trabajo y utensilios	Definiciones Podología El Podólogo Funciones Utilización En Costa Rica En Europa En el Mundo El Podiatra. Un referente. La podología en costa rica campo de acción del asistente de en **quiropodia** Ética y atención del cliente Recepción y Atención El historial del cliente. Instrumentos y equipamiento. Ergonomía	Mediante técnica expositiva el instructor explica los contenidos. Elaborar una hoja de atención al cliente.	Aula acondicionada para teoría: Pupitres Pizarra Borrador Pilots Guía de enseñanza del bloque.	Formativa.

PLAN DE LECCIÓN NO. 2
Nombre del bloque de formación: QUIROPODIA

Objetivo de lección: Conocer la anatomía del pie

Objetivos específicos	Contenidos	Actividades de aprendizaje	Recursos Instruccionales	Evaluación
Describir la anatomía del pie. Describir la fisiología del pie	Anatomía y fisiología del pie. Biomecánica y biomorfología. Exploración del pie. Pie. Estructuras óseas, ligamentosas y articulares. Músculos del	Mediante técnica expositiva el instructor explica los contenidos.	Aula acondicionada para teoría: Pupitres, Pizarra, Borrador, Pilots, Guía de enseñanza del bloque.	Formativa.

	pie (origen, inserción, función) Irrigación, drenaje venoso e inervación Mecanismo de la marcha y arcos pedios			
Observaciones:				

PLAN DE LECCIÓN NO. 3

Nombre del bloque de formación: QUIROPODIA

Objetivo de lección: Conocer la exploración del pie

Objetivos específicos	Contenidos	Actividades de aprendizaje	Recursos Instruccionales	Evaluación
Identificar los movimientos del pie y tobillo Valorar el pie y tobillo vascular y neurológico	Exploración de Tobillo y Pie Arcos de movilidad de tobillo y pie. Valoración vascular. Valoración	Mediante técnica expositiva el instructor explica los contenidos. Realizar las pruebas de valoración	Aula acondicionada para teoría: Pupitres Pizarra Borrador Pilots Guía de enseñanza del bloque.	Formativa.

	neurológica.			
Observaciones:				

PLAN DE LECCIÓN NO. 3
Nombre del bloque de formación: QUIROPODIA

Objetivo de lección: Conocer la exploración del pie

Objetivos específicos	Contenidos	Actividades de aprendizaje	Recursos Instruccionales	Evaluación
Identificar los movimientos del pie y tobillo Valorar el pie y tobillo vascular y neurológico	Exploración Vascular y Neurológica del Miembro Inferior Exploración del sistema arterial. Semiología del Sistema circulatorio del pie. Exploración del sistema venoso y linfático. Exploración de la sensibilidad. Exploración y semiología de los reflejos musculares. Exploración y semiologí	Mediante técnica expositiva el instructor explica los contenidos. Realizar las pruebas de valoración	Aula acondicionada para teoría: Pupitres Pizarra Borrador Pilots Guía de enseñanza del bloque.	Formativa.

	a de la coordinación.			
Observaciones:				

PLAN DE LECCIÓN NO. 4
Nombre del bloque de formación: QUIROPODIA

Objetivo de lección: identificar el pie del diabético

Objetivos específicos	Contenidos	Actividades de aprendizaje	Recursos Instruccionales	Evaluación
Conocer el pie diabético Revelar las alteraciones del pie diabético.	Pie Diabético Diabetes Mellitus: Generalidades. Fisiopatología. Afectación Vascular. Afectación Neurológica en el pie Diabético. Afectación Mecánica en el pie Diabético. Afectación de tejidos blandos en el pie Diabético.	Mediante técnica expositiva el instructor explica los contenidos.	Aula acondicionada para teoría: Pupitres Pizarra Borrador Pilots Guía de enseñanza del bloque.	Formativa.

	Observaciones:			

PLAN DE LECCIÓN NO. 5
Nombre del bloque de formación: QUIROPODIA

Objetivo de lección: Conocer los métodos de asepsia y antisepsia

Objetivos específicos	Contenidos	Actividades de aprendizaje	Recursos Instruccionales	Evaluación

Identificar los términos de asepsia y antisepsia

Ergonomía y atención al cliente

Aplicar los diferentes métodos de asepsia y antisepsia

Ejercitarse en el uso del material desechable | Asepsia y Antisepsia

La higiene en el lugar del trabajo
Definición de desinfección y esterilización.
Métodos físicos y químicos.

Métodos de esterilización y productos
Instrumental del podólogo
La importancia del material desechable | Mediante técnica expositiva el instructor explica los contenidos. Elaborar una lista de los productos más utilizados | Aula acondicionada para teoría: Pupitres Pizarra Borrador Pilots Guía de enseñanza del bloque. | Formativa. |
| Observaciones: | | | | |

PLAN DE LECCIÓN NO. 5

Nombre del bloque de formación: QUIROPODIA

Objetivo de lección: Conocer los métodos de asepsia y antisepsia

Objetivos específicos	Contenidos	Actividades de aprendizaje	Recursos Instruccionales	Evaluación
Identificar los términos de asepsia y antisepsia

Aplicar los diferentes métodos de asepsia y antisepsia

Ejercitarse en el uso del material desechable | Asepsia y Antisepsia

La higiene en el lugar del trabajo
Definición de desinfección y esterilización.
Métodos físicos y químicos.

Métodos de esterilización y productos
Instrumental del podólogo
La importancia del material desechable | Mediante técnica expositiva el instructor explica los contenidos. | Aula acondicionada para teoría:
Pupitres
Pizarra
Borrador
Pilots
Guía de enseñanza del bloque. | Formativa y sumativa |

PLAN DE LECCIÓN NO. 6

Nombre del bloque de formación: QUIROPODIA

Objetivo de lección: Conocer la anatomía y fisiología de la piel

Objetivos específicos	Contenidos	Actividades de aprendizaje	Recursos Instruccionales	Evaluación
Describir las capas de la piel Aprender las funciones de la piel	Anatomía de la piel Fisiología de la piel Elementos que componen la piel	Mediante técnica expositiva el instructor explica los contenidos.	Aula acondicionada para teoría: Pupitres Pizarra Borrador Pilots Guía de enseñanza del bloque.	Formativa.
Observaciones:				

PLAN DE LECCIÓN NO. 7

Nombre del bloque de formación: QUIROPODIA

Objetivo de lección: identificar las alteraciones de la piel

Objetivos	Contenidos	Actividades de	Recursos Instruccio	Evaluación

Objetivos específicos	Contenidos	Actividades de aprendizaje	Recursos Instruccionales	Evaluación
Identificar las alteraciones secas de la piel Identificar las alteraciones humedas de la piel Identificar las alteraciones infecciosas de la piel	Alteraciones de la piel Conceptos generales sobre dermopatías. Ampollas Helomas Tilomas Hiperqueratosis Verrugas Eczemas Micosis Bromhidrosis Anhidrosis Dishidrosis, Hiperhidrosis	Mediante técnica expositiva el instructor explica los contenidos.	Aula acondicionada para teoría: Pupitres Pizarra Borrador Pilots Guía de enseñanza del bloque.	Formativa.
Observaciones:				

PLAN DE LECCIÓN NO. 8
Nombre del bloque de formación: QUIROPODIA

Objetivo de lección: identificar las alteraciones de la piel

Objetivos específicos	Contenidos	Actividades de aprendizaje	Recursos Instruccionales	Evaluación
Identificar las alteraci	Alteraciones de la	Mediante técnica expositi	Aula acondicionada para	Formativa.

ones secas de la piel Identificar las alteraciones humedas de la piel Identificar las alteraciones infecciosas de la piel	piel Conceptos generales sobre dermopatías. Ampollas Helomas Tilomas Hiperqueratosis Verrugas Eczemas Micosis Bromhidrosis Anhidrosis Dishidrosis, Hiperhidrosis	va el instructor explica los contenidos.	teoría: Pupitres Pizarra Borrador Pilots Guía de enseñanza del bloque.	
Observaciones:				

PLAN DE LECCIÓN NO. 9
Nombre del bloque de formación: QUIROPODIA

Objetivo de lección: Conocer la anatomía y fisiología de la uña

Objetivos específicos	Contenidos	Actividades de aprendizaje	Recursos Instruccionales	Evaluación